BEI GRIN MACHT SICH IHR WISSEN BEZAHLT

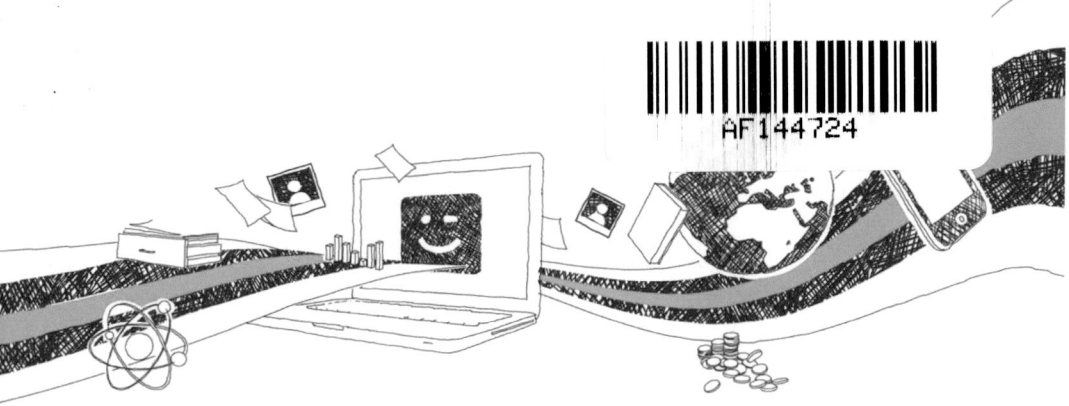

- Wir veröffentlichen Ihre Hausarbeit,
  Bachelor- und Masterarbeit

- Ihr eigenes eBook und Buch -
  weltweit in allen wichtigen Shops

- Verdienen Sie an jedem Verkauf

Jetzt bei www.GRIN.com hochladen
und kostenlos publizieren

Bibliografische Information der Deutschen Nationalbibliothek:

Die Deutsche Bibliothek verzeichnet diese Publikation in der Deutschen National-
bibliografie; detaillierte bibliografische Daten sind im Internet über http://dnb.d-
nb.de/ abrufbar.

Impressum:

Copyright © 2019 GRIN Verlag
Druck und Bindung: Books on Demand GmbH, Norderstedt Germany
ISBN: 9783346189820

Dieses Buch bei GRIN:

https://www.grin.com/document/584987

Lea Bartz

Psychologie des Gesundheitsverhaltens. Stress und Selbstwirksamkeitserwartung

GRIN Verlag

GRIN - Your knowledge has value

Der GRIN Verlag publiziert seit 1998 wissenschaftliche Arbeiten von Studenten, Hochschullehrern und anderen Akademikern als eBook und gedrucktes Buch. Die Verlagswebsite www.grin.com ist die ideale Plattform zur Veröffentlichung von Hausarbeiten, Abschlussarbeiten, wissenschaftlichen Aufsätzen, Dissertationen und Fachbüchern.

Deutsche Hochschule für
Prävention und Gesundheitsmanagement
Hermann Neuberger Sportschule 3
66123 Saarbrücken

Einsendeaufgabe

Fachmodul:	Psychologie des Gesundheitsverhaltens
Studiengang:	Gesundheitsmanagement
Datum **Präsenzphase**:	07.10.2019- 09.10.2019
Name, Vorname:	Bartz Lea
Semester:	**SS 2019**

Inhaltsverzeichnis

1 SELBSTWIRKSAMKEITSERWARTUNG

1.1 Definition der „Selbstwirksamkeitserwartung" bzw. „Kompetenzerwartung"

Selbstwirksamkeitserwartung wird definiert als die subjektive Gewissheit, neue oder schwierige Anforderungssituationen auf Grund eigener Kompetenz bewältigen zu können. Dabei handelt es sich nicht um Aufgaben, die durch einfache Routine lösbar sind, sondern um solche, deren Schwierigkeitsgrad Handlungsprozesse der Anstrengung und Ausdauer für die Bewältigung erforderlich macht. (Schwarzer & Jerusalem, 2002, S.35)

Kompetenzerwartung beschreibt die Sicherheit einer Person, in einer bestimmten Situation zu einem definierten Zeitpunkt ein Verhalten umzusetzen, welches zu einem bestimmten Ergebnis führt (Mayer,2015, zitiert nach Bandura,1977, S. 191-215).

1.2 Messung der spezifischen Selbstwirksamkeit zum Thema „gesunde Ernährung"

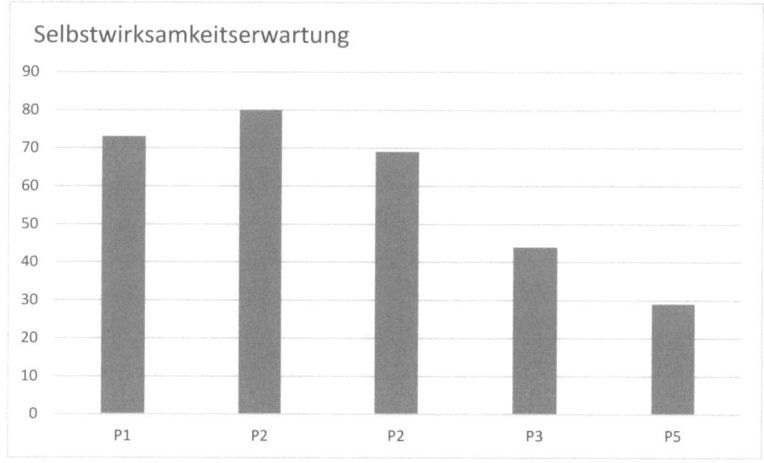

Abb.1: Auswertung des Fragebogens zur spezifischen Selbstwirksamkeitserwartung zum Thema „gesunde Ernährung" (Eigene Darstellung)

1.2.1 Ergebnis Fragebogen

Der Fragebogen zur spezifischen Selbstwirksamkeitserwartung zum Thema „gesunde Ernährung" enthält 18 Fragen und wurde von 5 Personen, 3 Frauen und 2 Männer im Alter zwischen 19-51, aus dem beruflichen und privaten Umfeld beantwortet.

Nach der Auswertung wird deutlich, dass die Personen P1, P2 und P3 eine hohe Punktzahl erreicht haben und somit auch eine hohe Selbstwirksamkeitserwartung besitzen. Sie sind intrinsisch motiviert, erfolgsorientiert und können hier eine gesundheitspositive Verhaltensweise/Ernährungsweise aufrechterhalten.

Die Personen P4 und P5 hingegen haben eine niedrigere Punktzahl (29-44) und somit eine schwächere Selbstwirksamkeitserwartung. Sie sind extrinsisch motiviert und orientieren sich an Misserfolgen. Es fällt ihnen schwer, ein gesundheitspositives verhalten in schwierigen Situationen aufrecht zu erhalten.

Im Allgemeinen lässt sich aus dieser Messung schließen, dass die Personen aus dem beruflichen Umfeld eine höhere Selbstwirksamkeitserwartung haben als die Personen aus dem privaten Umfeld. Sie sind sich aufgrund Ihres Berufs und die alltägliche Auseinandersetzung mit Essverhaltendem Gesundheitsverhalten bewusst. Personen aus dem privaten Umfeld hingegen beschäftigen sich weniger mit der Thematik, was zu einem niedrigen Wert an Selbstwirksamkeitserwartung führt.

1.3 Darstellung zweier wissenschaftlichen Studien zum Thema „Selbstwirksamkeitserwartung"

Tab.1: Vergleich zweier Studien

	Dohnke et al. (2006)	Schneider & Rief (2007)
Fragestellung (en)	-Wie wirkt sich positive Ergebniserwartung und hohe Selbstwirksamkeit auf das Behandlungsergebnis einer Reha-Maßnahme nach Hüftgelenkersatz aus? -Wirkt sich der körperliche Gesundheitszustand, das emotionale Wohlbefinden und bereits erfolgreiche Behandlungserfahrungen auf Ergebnis- und Selbstwirksamkeitserwartung aus?	-Kann die Selbstwirksamkeitserwartung durch Therapieerfolge in Schmerzbewältigung und Beeinträchtigung gesteigert werden? -Wie wirken sich Erfolge in diesen Bereichen aus?

Stichprobe	-Patienten nach stationären, orthopädischen Reha-Maßnahmen nach Hüftgelenkersatz -1065 Patienten aus 13 Reha Kliniken -60% Frauen im durchschnittlichen Alter von 64,85 Jahren -Hauptdiagnose Hüftarthrose (92%)	-316 Patienten mit anhaltende somatoforme Schmerzstörungen als Hauptdiagnose -Rücklaufquote beider Messzeitpunkte bei 93,1% -Ø 47,9 Jahre -85,1% weiblich -Ø 38,4 Tage in Behandlung -Ø 2,6 Diagnosen -73,9% Störung ICD-10, davon 50,6% depressive Störungen -26,3% andere Störungen, davon 16,6% Krankheiten des Muskel-Skelett-Systems und das Bindegewebe -Ø seit 8 Jahren durch Schmerzen beeinträchtigt -Stadium 1 mit 8,9%, Stadium 2 mit 29,4% und Stadium 3 mit 61,6%
Materialien/Test	-Therapeuten zur Definition -Fragebogen zu Beginn (T1), zum Ende (T2) und 6 Monate nach der Behandlung (T3) -T1: Alter, Geschlecht; Schmerzen, eingeschränkte ADL-Funktionen, Ergebnis- und Selbstwirksamkeitserwartungen, Depressivität, behandlungsbezogene Erfahrungen, Gesundheitszustand -T2: Alter, Geschlecht; Schmerzen und eingeschränkte ADL-Funktionen	-Fragebogen bei Aufnahme und Entlassung, welche aus Skalen und Ratings bestehen -Therapieprogramme wie Psycho, Bewegungs- und Ergotherapie
Untersuchungsdesign	-Beginn 21,56 Tage nach der Operation -Dauer 22,64 Tage -multizentrische Längsschnittstudie -Querschnittstudie in Bezug auf körperlichem Gesundheitszustand, emotionales Wohlbefinden und behandlungsbezogene Erfahrungen -	-Patienten mit Aufnahme zw. April 2002 und Juli 2003 -indirekte Veränderungsmessung mit 2 Messzeitpunkte -Strukturgleichungsmodelle, Kreutz validiert und mit Pfadanalysen

5

Hauptergebnisse	-positive Ergebniserwartungen in Verbindung mit hoher Selbstwirksamkeitserwartung führt zur besseren Reha Ergebnissen, weniger Schmerzen und weniger Einschränkungen im Alltäglichen Leben -je höher die Selbstwirksamkeitserwartung desto positiver die Ergebniserwartung -körperliche Gesundheit wirkt sich positiv auf beide Erwartungstypen aus	-Verbesserung von Schmerzbewältigungsstrategie, Reduktion von schmerzbedingten und psychischen Beeinträchtigungen und direkt erlebte Therapieerfolge führten zu einer Steigerung der Selbstwirksamkeitserwartung -Verbesserung der Schmerzbewältigung hat den größten Gesamteffekt -Veränderung des psychischen und körperlichen Befindens eher wenig Einfluss auf Selbstwirksamkeitserwartung

1.3.1 Kritischer vergleich der Studien

Sowohl Dohnke et al. (2006) als auch Schneider und Rief (2007) beschäftigen sich mit der Selbstwirksamkeitserwartung mit der Hilfe von Therapieergebnissen. Studie 1 bezieht sich auf Patienten mit Hüftgelenkersatz, Studie 2 auf Patienten mit somatoformer Schmerzstörung. Vergleicht man die Stichproben der Studien, ist zu erkennen, dass Studie 1 1065 Patienten beobachtet hat und Studie 2 als Feldstudie nur 319 Patienten befragt hat. Somit ist Studie 1 aussagekräftiger als Studie 2, welche eine geringe Anzahl an Personen befragt und eine Verfälschung nicht auszuschließen ist Die Studien arbeiten zwar mit verschiedenen Fragestellungen, jedoch kann man zusammenfassend sagen, dass sie gleiche Ergebnisse enthalten.

Die Selbstwirksamkeitserwartung steigt, je weniger Schmerzen und je gesünder der Körperliche zustand ist. Zeitlich entwickelt sich die Ergebniserwartung positiv. Somit hat die Steigerung von Schmerzbewältigungstherapien einen großen Einfluss auf die Selbstwirksamkeitserwartung und in Folge dessen auch auf die Ergebniserwartung.

Auch die Psyche und die Emotionen sind wichtig für eine hohe Selbstwirksamkeitserwartung. Denn Therapieerfolge, an denen der Patient direkt beteiligt ist, steigert die Selbstwirksamkeitserwartung und folgt zur positiver Ergebniserwartung.

2 LITERATURRECHERE ZUM GESUNDHEITSPSYCHOLOGISCHEN HANDLUNGSFELD: STRESS

2.1 Definition des Begriffs Stress

Das Wort „Stress" stammt von dem lateinischen Begriff „strictus" und bedeutet eng oder stramm. Auch das negativ konnotierte Wort „strangulieren" leitet sich davon ab und kann in Verbindung mit der Auswirkung von negativem stress (Einengung, Anspannung) auf Menschen gebracht werden. (Rusch, 2019, S.5)

Bei einer Stresssituation, welche durch äußere Reize oder kognitive Interpretationen ausgelöst werden kann, setzt der Körper die Hormone Adrenalin, Cortisol und Neoadrenalin frei. Durch diese Ausschüttung entwickelt sich ein psychosomatisches Ungleichgewicht. Es führt zur Beeinträchtigung der Verdauungsorgane, dem Herzschlag, der Muskulatur Durchblutung, der Atmung und der Sensibilisierung der Nervensysteme. (Tanghatar, 2012, S.12)

2.2 Wissenschaftliche, gesundheitspsychologische Theorie mit Bezug zum gewählten Thema

Das transaktionale Stressmodell nach Lazarus bezieht sich auf emotions- oder problemorientierte Bewältigungsverhalten. Ist der Mensch problemorientiert so sucht er nach einer Lösung. Ist er emotionsorientiert, versucht er, durch beispielsweise Abwehr, die Belastung zu verkleinern. Kann die Situation jedoch bewältigt werden ist es möglich, dass der Mensch von nun an diese Situation nur als eine Herausforderung sieht. Dieser Vorgang geht aber auch umgekehrt. Aus einer Herausforderung kann sich durch eine schlechte Erfahrung eine Bedrohung entwickeln. Nach Lazarus ist es also möglich aus einer negativ gespeicherten Erfahrung im Gehirn, welche eine Bedrohung auslöst, durch eine Entwicklung des Menschen eine neue Verbindung herzustellen. Dieser Vorgang wird als Coping bezeichnet und beschreibt die Bewältigungsstrategie, nach der das Stressmodell nach Lazarus verläuft. (Lohmann-Haislah, A., 2012)

2.3 Entstehung

Sobald eine Gefahren- oder Alarmsituation für einen individuellen Menschen vorliegt, löst das Gehirn eine Stressreaktion aus. Davon beteilig ist der Hirnstamm, das limbische System und die Großhirnrinde. Der Hirnstamm schließt an das Rückenmark und leitet alle Informationen vom Körper an das Gehirn weiter. Er ist für die automatisierte und unwillkürliche Lebensfunktion zuständig. Die Stressreaktion entsteht in dem so genannten „blauen Kern". Dieses Zellkerngebiet liegt zwischen Rückenmark und Gehirn und produziert einen wichtigen Neurotransmitter, das Noradrenalin.

Das limbische System ist ein Nervenzellnetzwerk, das die Verbindung zwischen den Hirnregionen erstellt. Es besteht aus dem Thalamus, Hypothalamus und der Amygdala. Der Thalamus empfängt die sensorischen Informationen über die Sinneskanäle. In der Amygdala sind emotionale Erfahrungen gespeichert, diese spielen bei einer Stresssituation eine große Rolle. Hier wird entschieden, welche emotionale Reaktion entsteht (Angst, Gelassenheit).

Der Hypothalamus ist unser Kontrollzentrum. Er reguliert unsere Körpertemperatur, Wasserhaushalt und unsere Hormone.

Die Großhirnrinde bildet unser „inneres Bild". Dadurch entwickeln sich aus abgespeicherte Erinnerungen Vorstellungen, die in einer Gefahrensituation auftreten könnten.

Wird der Mensch mit einer Situation konfrontiert, die neu für ihn ist, verarbeiten diese 3 Hirnregionen seine Informationen. Die sensorischen Informationen werden von dem Thalamus zur Großhirnrinde geleitet. Dort wird die Information verarbeitet und mit emotionalen Erfahrungen verglichen. Hat der Mensch mit dieser Situation eine emotionale schlechte Erfahrung gehabt, wurde diese im Gehirn abgespeichert und somit löst das Gehirn als Schutz eine Stressreaktion aus. (Kaluza, 2014, S.23-24)

2.4 Überblick über aktuelle Daten und Zahlen mit grafischer Darstellung

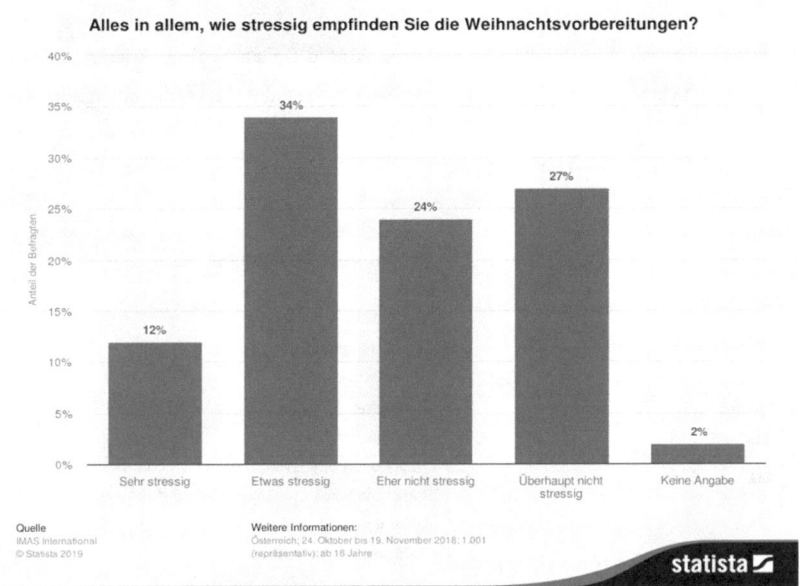

Abb.2: Alles in allem, wie stressig empfinden Sie die Weihnachtsvorbereitungen? (IMAS International, 2018)

Diese Abbildung zeigt das Ergebnis einer Befragung, Oktober und November 2018, des Stressempfindens vor der Weihnachtszeit. Von den 1001 repräsentativen Befragten empfinden 34%, in dieser Statistik die höchste Prozentzahl, die Weihnachtsvorbereitungen als „Etwas stressig". Darauf folgt „Überhaupt nicht stressig" mit 27% und knapp darunter, mit 24%, „Eher nicht stressig". 12% der Befragten finden die Weihnachtsvorbereitungen als „Sehr stressig" 2% der Befragten haben keine Angaben gemacht.

Es ist deutlich zu erkennen, dass in dieser Situation, bzw. Zeitphase der Weihnachtsvorbereitung, der Großteil sich gestresst fühlt. Bei diesen Personen ist es möglich, dass sie in dieser Zeit körperliche oder psychische Beschwerden aufgrund des Stresses verspüren werden. Es gibt aber auch Personen, die sich weniger bis überhaupt nicht gestresst fühlen, was sich in dieser Zeit definitiv positiv auf Ihre Gesundheit auswirken wird. Sie haben mit großer Wahrscheinlichkeit keine emotionale schlechte Erfahrung in dieser zeit gemacht. Personen mit Stress hingegen haben eine negativ abgespeicherte Erfahrung im Gehirn. Diese kann beispielsweise durch ein vergessenes Geschenk entstehen. Das unangenehme Gefühl wird gespeichert und es wird in dieser Zeit von dem Gehirn wieder aufgefasst und führt zu Stress.

2.5 Präventions- oder Interventionsprogramm zur Reduktion von Gesundheitsrisiken oder zu gesundheitsfördernden Effekten

Die Studie „Stressprävention im Jugendalter" von Arnold Lohaus, Mirko Fridrici und Asja Maass arbeitet mit einem Trainings- und Internetprogramm an der Stressprävention von Schülern.

Tab. 2: Auswertung Studie (eigene Darstellung)

	Lohaus, et al. (2009)
Fragestellung	-Wie verändert sich der Stress bei Schülern mit einem Trainings- und Internetprogramm zur Prävention?
Stichprobe	-372 Schüler -182 trainingsgruppe -190 Kontrollgruppe
Materialien/Test	-Evaluation, vor, eine Woche nach und zwei Monate nach Training
Untersuchungsdesign	-Trainingsgruppe wurde über Grundwissen von Stress und Stressmodellen informiert -Aufklärung zu Umgang mit Stress -Erklärung der „Stressschlange" -Internettraining zur Stressbewältigung -Auswertung mit multivariate Varianzanalysen und Messwiederholungen -Vergleich zwischen Trainings- und Kontrollgruppe

Das Ergebnis der Studie zeigt, dass durch die Ergänzung von Wissen über Stress und Stressbewältigung der Stress bei den Schülern unter weniger geworden ist. Dies zeigt, dass das Wissen über ein bestimmtes Thema wichtig für die Präventionsmaßnahme ist. (Lohaus et al., 2009)

2.6 Konsequenzen für eine gesundheitsorientierte Beratung

Um den Klienten in einer Stressreaktion unterstützen zu können, gibt es 4 verschiedene Ansätze. Um eine Stressreaktion kognitiv zu verbessern ist es möglich den Weg in kleinere Schritte einzuteilen. Somit entstehen erstmals kleinere Ziele die zu erreichen sind. Auch ein positiver Gedanke kann die Situation verändern. Schwer zu erreichendem Ziel können positiv umformuliert werden und stärken somit auch die Selbstwirksamkeitserwartung.

Um eine Stresssituation emotional zu verbessern ist es möglich, sich positive Gedanken zu machen oder sich an bereits erreichte Ziele zu erinnern.

Um eine Stresssituation physiologisch zu verbessern, braucht der Mensch eine Auszeit. Diese kann vom Alltag sein, von der Arbeit oder auch vom Sport. (Raisch, 2016) Die Schwierigkeit bei dem Stressmanagement liegt darin, dass jeder Mensch auf eine bestimmte Situation eine andere Reaktion hat. Somit muss man einen individuellen Ansatz für jede Person finden.

3 BERATUNGSGESPRÄCH MIT FRAU M

3.1 Einordnung in das TTM Modell

In Anlehnung an das Transtheoretische Modell (TTM) von Prochaska und DiClemente (1982), kann die Klientin in Stufe 2, Phase der Intention; eingeordnet werden. Sie ist sich ihrer unregelmäßigen und unausgewogenen Ernährung bewusst und wünscht sich ihr Gewicht zu reduzieren. Ihre Motivation ist an der aktiven suche nach Hilfe/Unterstützung zu erkennen. Ihr Ziel ist die Gewichtsreduktion. Das Ziel der Beratung ist, dass die Klientin den Rubikon überschreitet und in die Stufe 3, den Handlungsbeginn, eintritt. Ihre Intention muss gelobt werden und Ihre Volition, Ihr Wille, gestärkt werden. Dazu biete der Berater Unterstützung an. Dies kann für die Reduktion ihres Gewichts eine Ernährungsberatung sein, Kinderbetreuung für die Kinder oder das Setzen eines realistischen Ziels. Die Resilienz der Klientin wird somit unterstützt und die Selbstwirksamkeitserwartung erhöht. Außerdem soll sie mit der Kosten-Nutzen-Waage Ihren Vorteilen der Gesundheitsveränderung bewusst werden.

3.2 Rolle des Beraters

Der erste Schritt des Beraters besteht darin, sich auf den Klienten vorzubereiten. Er hat die Informationen über den Klienten vor sich, ist schreibbereit und bietet durch ein sauberes und aufgeräumtes Büro eine angenehme Atmosphäre. Auch seine Mentale Vorbereitung ist wichtig, denn wenn er sich in seiner Rolle als Berater wohl und sicher fühl, spürt das auch der Kunde und es wird eine gute Beziehungsebene aufgebaut. Der zweite Schritt ist die Kontaktaufnahme zu dem Klienten. Ziel ist der Aufbau einer persönlichen Beziehung indem man offen auf den Klienten zugeht, ihm mit einem Händedruck freundlich begrüßt und sich mit Namen vorstellt. Dazu gehören auch Aspekte wie Mimik, Gestik und Körperhaltung. Durch ein freundliches Lächeln und eine Aufrechte Körperhaltung wird die Beziehungsebene ebenfalls gestärkt. Der erste Eindruck zählt, deshalb soll sich der Klient so wohl wie möglich fühlen. Er steht im Mittelpunkt und ist mit dem Berater auf Augenhöhe. Um eine unangenehme Situation zu vermeiden, erkundigt sich der Berater ob sie im „Sie" oder „Du" sind. Während des Gesprächs soll der Klient sich wertgeschätzt fühlen und das Entstehen einer non-compliance verhindert werden. Dies erreicht er indem er dem Klienten aktiv zuhört und ihm offene Fragen stellt damit sein Redeanteil größer ist. Auch die verbale als auch paraverbale Kommunikation spiel eine große Rolle. Durch einen ruhigen und angenehmen Tonfall kann der Berater ein gutes Vertrauen zu seinem Klienten aufbauen. Sein Ziel ist es durch Fragen das Motiv, den „hot-button", des Klienten heraus zu finden um ihm ein individuelles und angepasstes Angebot zu bieten. Dazu dienen Orientierungsfragen um den Hintergrund der Situation herauszufinden, problemfragen um Unzufriedenheit aufzuklären, auswirkungsfragen um den Klienten zu der Problem Wahrnehmung zu führen und Lösungsfragen um den bedarf des Kunden zu klären. Außerdem sollte der Berater bei der Einwand Vorbehandlung erkennen, ob es ein Vorwand oder ein Einwand des Klienten ist. Für das ganze Gespräch bzw. für den Termin sollte genug Zeit eingeplant werden, damit sich der Berater nicht beeilen muss und seine ganze Aufmerksamkeit in Ruhe dem Klienten bieten kann. Zeitmanagement sollte nicht unterschätzt werden.

3.3 Gesprächsverlauf

Berater:„ Guten Tag Frau M.!"

Frau M. :„Guten Tag"

Berater:„ Ich bin die Lea."

Frau M.:„ Susanne!"

Berater:„ Hast du gut zu uns gefunden, Susanne?

Frau M.: „ Ja! Ohne Probleme."

Berater:„ Sehr gut. Möchtest du etwas trinken?"

Frau M. :" Ja, ich nehme ein Glas Wasser bitte."

Berater:„ Ok! Du darfst mir gerne schon ins Büro folgen."

Berater:„ Susanne, aus welchem Grund bist du bei uns? Erzähl mir von dir."

Frau M. :„ Ich bin hier weil ich mich in letzter Zeit nicht mehr so wohl in meiner Haut fühle. Ich bin ein Familienmensch und verbringe viel Zeit mit meinen Kindern. Dadurch habe ich den Sport vernachlässigt und etwas zugenommen. Ich hatte viel Spaß am Sport und würde gerne nochmal damit Anfang und dadurch auch 5 Kilo abnehmen."

Berater:„ Was genau hast du denn an Sport gemacht?"

Frau M.. :„ Ich war immer gerne auf dem Crosstrainer und habe dazu mein Gerätetraining gemacht."

Berater:„ Ok! Wie hast du dich denn nach dem Training gefühlt?"

Frau M.: „ Ich habe mich gut gefühlt, ausgepowert. Außerdem habe ich viele soziale Kontakte knüpfen können. Da hat das Training gleich noch mehr Spaß gemacht."

Berater:„ Sehr gut, hast du im Alltag oder beim Sport körperliche Beschwerden?"

Frau M.: „Nein, keine körperlichen Beschwerden."

Berater:„ Ok! Gibt es jemanden der dich mit den Kindern und Haushalt unterstützt?"

Frau M.: „ Ja, mein Mann unterstützt mich sehr. Ich möchte meine Trainingszeiten dann auch gerne so legen, dass mein Mann zuhause bei den Kindern ist, wenn ich hier trainieren bin."

Berater: „Das hört sich doch sehr gut an. Wie gestaltest du denn das Essen zuhause?"

Frau M. :„ Ich esse leider sehr unausgewogen und unregelmäßig…ich würde gerne mehr frisch und gesund Kochen jedoch weiß ich nicht wie und was. "

Berater:„ Auch die Ernährung spielt bei der Gewichtsreduktion eine große Rolle. Gerne biete ich dir eine Ernährungsberatung an, damit können wir zusammen deinem Ziel, ein paar Kilos abzunehmen, etwas näherkommen."

Frau M.: „Ja, sehr gerne!"

Berater: „Wie würde sich denn die Situation entwickeln, wenn dein Alltag gleich bleibt?"

Frau M.: „ Ich würde wahrscheinlich mehr zunehmen und mich immer unwohler fühlen… und dadurch dann immer weniger mit meinen Kindern spielen können. „

Berater:„ Was denkst du was der Sport in deinem Leben verändern könnte?"

Frau M. :„ Ich würde mich wahrscheinlich rundum wohler fühlen und könnte aktiver mit meinen Kindern werden, was mir sehr wichtig ist. Außerdem kann ich, wenn ich ein paar Kilos dadurch abnehme, wieder meine Lieblingskleider anziehen. "

Berater:„ Alles klar. Wie wäre es denn, wenn wir für diese Woche noch einen Termin zum Probetraining vereinbaren? Ich erstelle dir ein effektives und individuelles Training das du mindestens 2-mal pro Woche machst. Dieses Training wird auch so aufgebaut sein, dass du nicht länger als eine Stunde brauchst. Das ziehen wir zusammen durch und schauen, ob wir 5 Kilos in 5Wochen erreichen."

Frau M.: „ Das hört sich sehr gut an, das machen wir!"

Berater:„ Ich würde dir zum Abschluss noch eine Körperfettanalyse anbieten. Damit haben wir in 5 Wochen den direkten Vergleich zu deinen Werten heute. Was denkst du davon?"

Frau M. :„ Das finde ich eine gute Idee.!

3.3.1 Reflektion Gesprächsverlauf

Zu Beginn versucht der Berater durch persönlichen Kontakt eine positive Beziehungsebene aufzubauen. Er ist freundlich, stellt sich mit Namen vor und hört der Klientin von Beginn an aktiv zu. Hiermit baut er Vertrauen zu ihr auf. Während des Gesprächs ist seine Aufgabe die Klientin aus der Intentionsspur in Phase 3, die Handlungsphase, zu bringen. Damit er weiß, welches Training sie in Zukunft machen kann, benötigt er viele Informationen über die Klientin. Mit diesen Informationen kann er der Klientin nochmal genau ihre Probleme bewusst machen. Um nun ihre Resilienz zu fördern erkundigt sich der Berater nach Unterstützung. Dadurch erhöht sich auch gleichzeitig ihre Selbstwirksamkeitserwartung, denn ihr wird bewusst das alles gemanagt werden kann und sie sich voll und ganz auf ihr Training konzentrieren kann. Um ihr nun ein genaues Ziel anzugeben benutzt der Berater die SMART-Formel. Ihr Training wird mit „mindestens 2-mal pro Woche 1 Stunde" spezifisch und messbar beschrieben. Der Berater hat es ihr attraktiv angeboten indem er es auf sie individuell eingerichtet hat und auf ihre Bedürfnisse einhergegangen ist. Durch die Angaben „5 Kilos innerhalb von 5 Wochen" hat er ihr ein realistisches, greifbares und terminiertes Ziel gesetzt. Seine weiteren Aufgaben liegen jetzt darin die Klientin weiterhin zu unterstützen und bei Ungewissheit oder Fragen für sie da zu sein, denn der Berater möchte einen Rückfall und Demotivation vermeiden.

4 Literaturverzeichnis

Jerusalem Matthias (2002): Selbstwirksamkeit und Motivationsprozesse in Bildungsinstitutionen. In: Band 44 von Zeitschrift für Pädagogik / Beiheft: Beiheft.

Kaluza G. (2014) Stress – was ist das eigentlich? Eine Einführung. In: Gelassen und sicher im Stress. Springer, Berlin, Heidelberg

Lohaus Arnold (2009): Stressprävention im Jugendalter. Effekte eines Trainingsprogramms mit Internetbegleitung. In: *Zeitschrift für Gesundheitspsychologie*, S. 13–21.

Lohmann-Haislah Andrea (2012): Stressreport Deutschland 2012. Psychische Anforderungen, Ressourcen und Befinden. Dortmund/Berlin/Dresden: Bundesanstalt für Arbeitsschutz und Arbeitsmedizin

Mayer J. (2015) Voraussetzung für kontinuierliche Spitzenleistung – Kompetenzerwartung. In: Führung im Spitzensport. essentials. Springer Gabler, Berlin, Heidelberg

Raisch (2016): RELIEF- Stress-Management. Hg. v. Raisch, zuletzt geprüft am 24.10.19 von https://raischteam.de/institut/personalentwicklung/stress-management/

Rusch S. (2019) Was ist Stress? In: Stressmanagement. Springer, Berlin, Heidelberg

Tanghatar Rasoul (2012): Stress. Psychosomatisches Wohlbefinden erlangen: Centaurus Verlag & Media UG.

5 Abbildungs- und Tabellenverzeichnis

5.1 Abbildungsverzeichnis

5.2 Tabellenverzeichnis

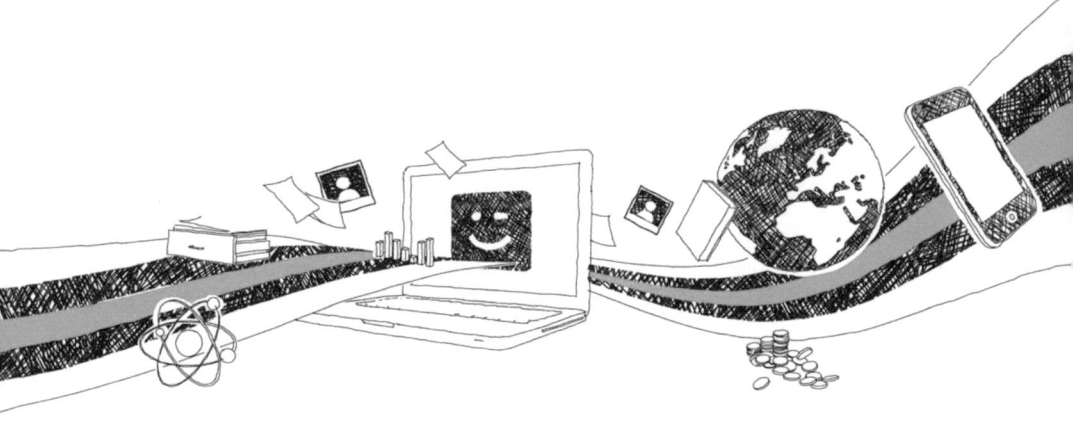
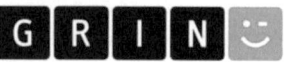